CAUSES ET SIGN

DE LA

BRONCHITE CHR

ET EN PARTICULIER DE LA

PHTHISIE PULMONAIRE

INDICATIONS, POUR LEUR TRAITEMENT

DES

EAUX SULFUREUSES D'ENGHIEN

Par le Docteur BUREAU

Membre de la Société française d'hygiène, Médecin consultant aux
Eaux d'Enghien.

Enghien, tu les connais, tu les vois par centaines,
Ces bienfaits de nos eaux, ces cures souveraines!
(L'abbé Devrais.)

PARIS

IMPRIMERIE C. MOTTEROZ

31, RUE DU DRAGON, 31

1878

CAUSES ET SIGNES

DE LA

BRONCHITE CHRONIQUE

CAUSES ET SIGNES

DE LA

BRONCHITE CHRONIQUE

ET EN PARTICULIER DE LA

PHTHISIE PULMONAIRE

INDICATIONS, POUR LEUR TRAITEMENT,

DES

EAUX SULFUREUSES D'ENGHIEN

Par le Docteur BUREAU

Membre de la Société française d'hygiène, Médecin consultant aux
Eaux d'Enghien.

Enghien, tu les connais, tu les vois par centaines,
Ces bienfaits de nos eaux, ces cures souveraines!

(L'abbé Devrais.)

PARIS

IMPRIMERIE C. MOTTEROZ

31, RUE DU DRAGON, 31

1878

INTRODUCTION

La bronchite est, sans aucun doute, la plus commune de toutes les maladies. Dans la pratique ordinaire, le médecin la rencontre partout sur son passage. Dans les stations thermales, cette affection, passée à l'état chronique, vient s'offrir, avec tous ses types, à l'observation des hydrologues.

Revêtant les nuances les plus infinies, l'inflammation des voies respiratoires atteint l'homme à tous les âges de la vie, dans toutes les classes de la société.

Une de ses formes, la bronchite chronique tuberculeuse, la phthisie pulmonaire, fait chaque jour de nombreuses victimes ; elle compte pour un cinquième dans la mortalité générale, notamment dans les cités populeuses. Hédouin, dans une Note qu'il lut en 1859, à la Société d'hydrologie, en n'hésitant pas à regarder l'abus du thé comme une des puissantes causes de la tuberculisation en Angleterre, rapporte que la phthisie compte pour un tiers dans la mortalité.

Le médecin doit toujours redouter cette maladie d'une perversité extrême, et employer pour la combattre, dans une lutte incessante, tout l'arsenal de sa thérapeutique, sagement dirigé.

Dans une discussion savante sur le traitement de la phthisie pulmonaire par les eaux minérales, notre illustre maître, de Puisaye, disait :

« La fréquence de la phthisie pulmonaire, les ravages qu'elle exerce sur les populations, en font une des maladies les plus redoutées de nos climats ; aussi n'est-il pas d'affection qui ait inspiré plus d'intérêt aux amis de l'humanité, et qui ait excité davantage les recherches des hommes de l'art...

« Peut-on ne pas être saisi de découragement quand on vient à compulser les ouvrages qui traitent de cette maladie, à la vue du nombre infini de moyens qui ont été conseillés et qui traduisent notre impuissance ? Car il n'est pas de nouveau corps que la chimie ne découvre, pas de plante nouvelle que le botaniste n'étudie, ou que le voyageur ne rapporte, qui ne soit immédiatement essayé, et qui à son tour ne vienne grossir le nombre déjà si grand de cette foule de moyens si infructueusement employés. »

Les eaux sulfureuses d'Enghien, en s'attaquant à l'état dyscrasique du sang, qui est le principe de la maladie, modifient profondément l'organisme et peuvent être très-utiles contre toutes les formes de la bronchite chronique : mais leur emploi réclame toute la sagacité du médecin pour apprécier l'état général du malade, sa constitution particulière et aussi le degré de la lésion pulmonaire. Cette thérapeutique, si elle veut être efficace, doit être très-patiente, en soumettant l'organisme à l'influence longtemps continuée des mêmes agents et l'isolant de toutes les causes de la maladie.

Ajoutons que les eaux d'Enghien, comme toute espèce de médicaments d'ailleurs, sont loin de produire les mêmes effets sur tous les malades, même sur tous ceux qui semblent être dans les mêmes conditions. Pour expliquer ce fait, qui pourrait paraître étrange au premier abord, nous ne saurions mieux faire que de reproduire les paroles de M. Allard, dans son Étude sur le traitement de la phthisie par les eaux de l'Auvergne :

« L'homme n'est pas une cornue ou une éprouvette dans laquelle se passent des réactions chimiques fatales : tel organisme consent au remède ; tel autre, placé dans des conditions identiques en apparence, n'y consent pas ; et c'est ainsi que nous voyons, chez tel sujet, l'absorption médicamenteuse se faire dans le bain par la peau, chez tel autre ne se faire pas. Il y a là une action vitale, la spontanéité de l'être vivant, qu'une chimiâtrie aveugle peut seule nier, mais dont le médecin ne doit jamais oublier de tenir compte. »

1.

Employées d'une manière opportune, en boissons, bains, douches, inhalations, les eaux d'Enghien raniment l'appétit, facilitent la digestion, amoindrissent la toux, les sueurs nocturnes, et améliorent l'état général. L'état local lui-même, c'est-à-dire l'engorgement pulmonaire, reçoit une modification salutaire. En un mot, la thérapeutique balnéologique d'Enghien seconde les efforts de la nature pour ralentir une maladie si terrible dans ses effets, et souvent pour la guérir lorsqu'elle n'est pas encore arrivée à sa dernière période.

La science moderne en a appelé des travaux micrographiques de Lebert à des recherches nouvelles et à la clinique : le spécifique corpuscule tuberculeux est détrôné, et les grands maîtres de notre siècle : Cruveilhier, Andral, Tardieu, Grisolle, Moissenet, etc., partagent la croyance à la curabilité de la phthisie pulmonaire.

Selon la remarque de M. Gueneau de Mussy, il ne faut plus considérer les phthisiques comme marqués au sceau d'une fatalité inexorable, et comme portant au front la terrible inscription gravée aux portes de l'enfer du Dante :

Voi chi entrate lasciate ogni speranza.

***

DIVISION DU SUJET

Après avoir, dans un premier article, esquissé les causes et la physiologie pathologique des bronchites, j'exposerai dans deux chapitres séparés les signes de la bronchite chronique non tuberculeuse, puis ceux de la phthisie pulmonaire. Dans la dernière partie, après avoir étudié les effets physiologiques et thérapeutiques des eaux d'Enghien, et leurs divers modes d'administration, je poserai les indications de leur emploi dans le traitement de la bronchite chronique et de la phthisie pulmonaire, en publiant quelques observations prises au hasard dans mon cahier de notes, et qui forment la base de ce travail.

CHAPITRE PREMIER

Étiologie et Physiologie pathologique.

————

La bronchite chronique désigne aujourd'hui l'inflammation de la membrane muqueuse des bronches, dont la marche est lente et dont la durée dépasse quarante jours (H. Gintrac).

Elle était connue des anciens sous les noms de toux chronique, catarrhe, etc.

Catarrhe, καταρροος, traduisait chez les Grecs toute fluxion partant du cerveau vers un organe quelconque (le nez, la gorge, l'appareil respiratoire, une articulation, etc.) pour y produire n'importe quelle maladie. En 1660 seulement, Schneider (1) constate le premier que le catarrhe ne vient pas de la tête, et appuie sa théorie sur cette notion anatomique qui établit que le cerveau ne communique pas avec l'extérieur par les trous de la selle turcique.

Jusqu'en 1785, avec Sauvages, Cullen, Borsieri, le catarrhe est toujours regardé comme un flux humoral ; mais la même cause produit des affections variées. Joseph Franck a le mieux fait connaître la

(1) Schneider, *De Catarrhis*. Wittemberg, 1660.

distinction parfaitement nette entre la fièvre catar-
rhale et le catarrhe du poumon. Notre siècle, si fertile en travaux anatomo-pathologiques, a fait voir
que sous le nom de catarrhe pulmonaire, les anciens
avaient confondu les inflammations véritables des
bronches, les bronchites proprement dites et les simples troubles de la sécrétion.

La bronchite chronique, rare dans l'enfance, commune dans la vieillesse, est souvent la conséquence
de bronchites aiguës répétées. Aussi, a-t-elle particulièrement pour causes plusieurs des circonstances
qui déterminent l'apparition de la bronchite aiguë.

Les changements brusques de température, les re-
froidissements, occasionnent souvent l'inflammation
des bronches. Ce fait bien établi dans nos climats est
en concordance absolue avec les résultats fournis par
l'étude de la distribution géographique : Hirsch (1)
prouve en effet que « les affections catarrhales des
organes respiratoires sont d'autant plus fréquentes
qu'on avance des tropiques vers les latitudes plus
élevées ; qu'elles ont leur maximum de fréquence
dans divers points de la zone froide et de la zone tem-
pérée ; enfin, que ce maximum se trouve en général
dans les régions dont le climat est froid et humide,
et qui, en outre, sont exposées à de grandes variations
de température. »

Si l'action produite par le froid ne peut être mise
en doute, elle est loin d'être encore bien connue dans
son mécanisme.

L'inspiration de l'air froid peut-elle refroidir les
tissus suffisamment pour amener une irritation
locale ?

(1) Hirsch, *Historische geographische Pathologie,* t. II. Er-
langen, 1862-64.

La physiologie enseigne que l'air, en traversant le poumon, refroidit le sang soit par simple contact, soit par l'évaporation pulmonaire, et l'on rapporte à cette action les différences de température trouvées entre les cavités droite et gauche du cœur.

Toutefois, M. Lombard (1), dans des expériences faites avec un appareil thermo-électrique extrêmement sensible, conclut que le contact de gaz froid serait incapable, pendant l'acte de la respiration, de faire baisser la température du sang.

A ce propos, je trouve dans la thèse d'agrégation de M. Hayem une observation très-juste de Brown-Sequard :

« L'appareil thermo-électrique du Dr Lombard étant capable d'indiquer une différence d'environ 1/2000 de degré centigrade, on est conduit par ses expériences au dilemme suivant : ou bien le refroidissement du sang, lorsqu'on respire de l'air froid et sec, est tellement minime, qu'il ne peut pas même influencer cet appareil si sensible, lorsque la thermo-pile est placée sur l'artère radiale, ou bien il se produit plus de chaleur dans les poumons et dans le sang artériel quand l'air respiré est froid que lorsqu'il est chaud, de telle sorte qu'il y aurait dans la respiration d'air froid une compensation aux causes de refroidissement qui alors existent. »

Cette compensation, d'après M. Hayem, s'accompagnerait d'une excitation de l'activité du tissu pulmonaire, et par suite, des bronches, d'où résulterait l'inflammation.

On peut encore admettre, pour les bronchites, la même cause de développement adoptée pour la pneumonie dans la Clinique médicale de Béhier : Les nerfs

(1) *Archives de Physiologie*, janvier-février 1869.

sensitifs étant vivement impressionnés par le froid, il en résulte, par action réflexe, une paralysie des nerfs vaso-moteurs des poumons, et l'afflux du sang vers ces organes développe des phénomènes inflammatoires. D'ailleurs, le froid, en agissant sur le système nerveux, trouble aussi profondément la physiologie de la peau, entrave la transpiration ; et le poumon, forcé de suppléer aux fonctions de la surface cutanée, accroît sa circulation, et fait naître ainsi les premiers vestiges de l'inflammation.

La bronchite chronique idiopathique, produite par le froid, peut aussi naître sous l'influence d'autres irritations locales qui, suivant leur mode d'action et les conditions individuelles, déterminent des inflammations aiguës ou chroniques : ainsi, l'introduction de gaz comme l'ammoniaque, le chlore, les vapeurs de phosphore, le gaz d'éclairage, est une des causes banales de la bronchite.

Merril (1), dans un travail sérieusement étudié et savamment conçu, prouve d'une manière indiscutable l'influence irritative de la fumée de tabac sur la muqueuse de l'arbre respiratoire ; et l'on peut dire que beaucoup de bronchites chroniques trouvent de ce côté leur cause occasionnelle.

Les poisons qui sont respirés ou qui sont principalement éliminés par la muqueuse bronchique, déterminent aussi par action directe des inflammations particulières, presque toujours chroniques. Ainsi agissent, en particulier, l'alcool, l'iodure de potassium, etc.

L'introduction de corps étrangers dans les voies respiratoires détermine aussi des bronchites idiopathiques, et quand cette introduction se répète pendant

---

(1) Merril, *Americ. journal*, 1866.

longtemps, elle laisse toujours après elle des inflammations chroniques. Malgré les travaux de Cl. Bernard et de Villaret dans sa thèse inaugurale, qui nient la possibilité du passage des poussières animales et végétales, à cause de la présence des cils vibratiles, et n'admettent la présence de ces poussières dans les organes de la respiration que par absorption intestinale, presque tous les auteurs croient à la pénétration directe, et par suite à l'inflammation de la muqueuse bronchique. Ainsi agissent les poussières du plâtre, de la farine, du charbon, etc., les poussières siliceuses, en déterminant l'anthracosis chez les ouvriers qui sont soumis pendant longtemps à la funeste influence de ces milieux plus ou moins délétères.

La bronchite chronique est souvent symptomatique, c'est-à-dire sous la dépendance d'une affection diathésique ou constitutionnelle. Sans m'arrêter à la bronchite syphilitique chronique qui apparaît avec les gommes, la syphilis hectique, je dirai que le rhumatisme et la goutte ont une influence réelle sur la production de la bronchite chronique. Sur quatre-vingt-seize cas de bronchites chroniques chez l'adulte, Greenhow (1) a trouvé que trente-six fois les malades avaient souffert d'attaques de goutte, de rhumatisme ou d'affections liées à l'influence de ces diathèses. L'irritation bronchique chronique remplace souvent les accès ou alterne avec eux.

Les maladies de la peau, liées à une affection constitutionnelle, comme les dartres, sont très-souvent compliquées d'une bronchite chronique qui se montre avec elles ou plus souvent les remplace dans la manifestation diathésique.

(1) Greenhow, *On Chronic bronchitis,* p. 64.

Le tempérament lymphatique, qui est le terrain où germent la scrofule et la tuberculose, est très-favorable au développement de la bronchite chronique ; et l'hérédité, qui joue un très-grand rôle dans les affections générales indiquées, agit aussi dans le mode de développement de la bronchite.

Dans certains cas, l'inflammation chronique de la muqueuse respiratoire se montre comme complication d'une néoplasie pulmonaire, absolument comme on la voit se manifester à la suite d'une angine chronique, d'une laryngite tuberculeuse ; ou comme complications de l'asthme, de l'emphysème, ou de maladies du cœur, etc.

La mauvaise alimentation, l'insuffisance de l'aération ou l'inspiration d'un air vicié sont des causes prédisposantes énergiques, comme certaines maladies éloignées (la fièvre typhoïde, les maladies chroniques des reins, etc.), en affaiblissant l'organisme et le rendant moins apte à résister aux diverses causes qui engendrent la bronchite. Cette dégradation de l'organisme favorise, sous l'influence de la diathèse tuberculeuse, le développement de la phthisie chez les individus. Aussi voyons-nous la scrofule, le lymphatisme, l'anémie, l'atonie, la dyspepsie (Durand-Fardel) (1), dominer la pathogénie de la tuberculisation pulmonaire. Cette terrible maladie s'attaque toujours à un organisme abaissé, altéré dans sa base, dans son blastème (Pidoux). Et les notions acquises par l'histologie, en faisant voir dans le tubercule, élément typique de la phthisie pulmonaire, la formation d'un produit impuissant à s'organiser d'une manière complète, répondent parfaitement à

(1) Durand-Fardel, *Maladies chroniques,* t. I, p. 338.

l'idée des conditions qui favorisent l'apparition de la maladie tuberculeuse.

« Par la petitesse de ses éléments histologiques dominants, la granulation tuberculeuse est une néoplasie pauvre : aussitôt formés, ces éléments s'atrophient, et pendant que la périphérie de la granulation, en voie d'accroissement, présente de nombreux noyaux embryoplastiques et des cellules mères, les noyaux et cellules du centre, qui sont nés les premiers, sont déjà atrophiés et granuleux. L'espace de temps que les éléments histologiques d'une granulation tuberculeuse vivent de la vie organique, c'est-à-dire possèdent les fonctions de naissance, d'accroissement, d'assimilation et de reproduction, est très-court relativement à la durée de la vie des éléments des autres tumeurs. » (Durand-Fardel.)

S'il est vrai que le tubercule peut parfaitement se développer dans un terrain nullement enflammé, et cela dit en faisant abstraction du caractère histologique inflammatoire ou non de la granulation tuberculeuse, on ne saurait nier l'influence considérable des inflammations des bronches ou du tissu pulmonaire sur le développement et la marche de la phthisie. Ce fait est d'observation constante et, comme l'a dit Graves (1), « toutes les déterminations morbides qui se font sur les organes thoraciques favorisent le développement de la phthisie. »

« Il est peu de maladies chroniques, dit Andral, qui, pendant leur cours, n'aient pas été compliquées de tubercules pulmonaires ; l'époque où ceux-ci commencent à se développer est souvent alors fort difficile à saisir, parce que les symptômes de dépé-

---

(1) Graves, *Clin. Médic.*, traduct. Jaccoud, t. II, p. 155.

rissement qu'on observe sont naturellement rapportés à l'affection chronique primitive. »

En résumé, sans nier la phthisie essentielle, nous pouvons reconnaître que cette maladie naît ou se développe sous l'influence de circonstances, les unes générales, dont le lymphatisme, la faiblesse ou la dépression de l'organisme nous offrent le modèle; les autres locales et pouvant se résumer dans la bronchite, la congestion pulmonaire et les circonstances qui en amènent le retour. (Durand-Fardel.) (1).

(1) Durand-Fardel, *Annales de la Soc. d'hydrol.*, t. IV, p. 303.

CHAPITRE II

Signes de la Bronchite chronique non tuberculeuse.

———

Sans chercher à donner une idée exacte et précise de chaque variété de bronchite chronique, ce qui est du ressort de la symptomatologie spéciale, je m'efforcerai de donner une idée d'ensemble du type général des affections rangées sous la formule : phlegmasie bronchique chronique.

Toute bronchite chronique est caractérisée par des symptômes locaux s'accompagnant de signes fonctionnels, et des symptômes généraux.— Les premiers trouvent leur raison d'être dans l'état physique de la partie malade ; ils troublent par leur présence le jeu régulier de la respiration, y causent des perturbations fonctionnelles. En second lieu, retentissant sur tout l'organisme, ces troubles topiques agissent sur l'ensemble de l'individu et déterminent un certain nombre de signes généraux.

Symptômes physiques. — Dans la bronchite chronique, la percussion ne fournit pour ainsi dire que des signes négatifs. Disons toutefois que la sonorité de la poitrine n'est jamais diminuée ; dans certains

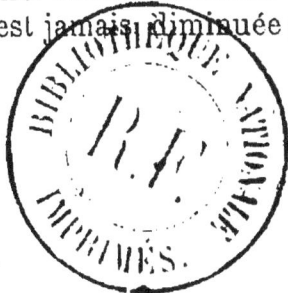

cas elle est augmentée, et Racle explique ce fait
par l'emprisonnement de l'air dans des groupes
de vésicules ou même dans une grande étendue
de poumon. L'auscultation fournit des signes plus
positifs. On entend des bruits anormaux, toujours
en rapport avec l'état de la muqueuse. des bronches
et la nature des matières qui obstruent les canalicu-
les bronchiques : les râles produits par le passage
de l'air dans les tubes respiratoires modifiés par
l'inflammation, sont tantôt secs (sibilants et ron-
flants), tantôt humides (sous-crépitants et muqueux).
Ces derniers sont les plus communs; ils s'entendent
en général sur une grande étendue de la poitrine, et
d'après Valleix, plus prononcés à droite qu'à gauche, à la base qu'au sommet. Ajoutons qu'ils varient
beaucoup de siége et de nombre, suivant le degré de
plénitude des bronches; ainsi, le matin, après l'expectoration abondante ordinaire, les signes fournis
ne sont plus les mêmes que ceux obtenus par l'auscultation pratiquée dans la soirée : on ne perçoit plus
ces bouffées de râles sous-crépitants accompagnés
de rhonchus sibilants ; mais en revanche, c'est alors
qu'on peut constater la diminution du bruit d'ex-
pansion vésiculaire ; dans quelques endroits même,
il semble avoir disparu. Toutefois, d'après Laënnec,
dans certaines formes de bronchites chroniques, le
bruit respiratoire prend le caractère dit *puéril*.

Signes fonctionnels.— Le premier qui se présente
à l'observation est la dyspnée et la douleur qui l'accompagne.

Suivant la remarque de M. Pidoux, dans les bronchites chroniques, la gêne de la respiration est à
peine perceptible, ou d'autant moins perçue que le
poumon s'habitue aisément à supporter une cause

mécanique de dyspnée, qui n'a d'abord occasionné
qu'une exagération physiologique des mouvements
respiratoires. Cependant, dans certains cas, la respiration devient pénible, précipitée ; il survient même
de l'orthopnée. « Dans le catarrhe bronchique, dit
M. Hayem, Biermer enseigne que la respiration peut
revêtir trois types : la respiration non rhythmée et la
respiration intermittente sont les deux types les plus
fréquents ; la troisième forme, l'apnée, n'est que
momentanée et s'observe quand, par suite de l'obs-
truction des petites bronches, l'air contenu dans les
alvéoles acquiert une grande tension.» Alors les malades, assis dans leur lit ou penchés en avant, sont
en proie à une angoisse inexprimable ; l'oppression est
extrême ; quelquefois survient de la cyanose ; les
malades cherchent, sur leur lit ou leurs genoux, un
point d'appui solide pour faire contracter les muscles
inspirateurs supplémentaires. « Par suite de la dyspnée persistante et des efforts continus et exagérés
des muscles inspirateurs, ces derniers s'hypertro-
phient. Cette hypertrophie est le plus fortement pro-
noncée dans les muscles sterno-clido-mastoïdiens
et dans les scalènes qui font de fortes saillies au cou.
De même que tous les muscles hypertrophiés, les
muscles inspirateurs sont constamment dans un état
de contraction modérée. Tout comme on reconnaît
facilement un serrurier, un forgeron, à l'état de
flexion légère et permanente des bras, même au repos,
de même, dans le catarrhe bronchique, le thorax est
continuellement dans la position qu'il a au moment
de l'inspiration. Le cou en apparence court, la poitrine bombée se rencontrent ici, sans que l'emphysème complique le catarrhe chronique des bronches
(Niemeyer). » Le résultat constant de la dyspnée est
l'augmentation du nombre des respirations, et, d'a-

près M. Hayem, comme cette dyspnée a son origine dans les bronches, on serait tenté d'admettre l'hypothèse de Traube (1). On sait que l'excitation du bout central du pneumogastrique accélère les mouvements respiratoires. Traube admet que, s'il y a obstacle à l'hématose, l'accumulation de l'acide carbonique dans le sang, spécialement celui des capillaires du poumon, excite les filets centripètes du pneumogastrique et amène ainsi la fréquence plus grande de la respiration.

A côté de la dyspnée, il y a un autre phénomène qui ne manque jamais dans la bronchite chronique : c'est la toux. Ce phénomène consiste dans le bruit produit par le passage brusque et violent de l'air à travers la glotte rétrécie, et le retentissement de ce bruit dans le pharynx et les cavités nasales. Une sorte de chatouillement rapporté à la gorge annonce ordinairement le début de la quinte de toux. Tantôt pénible, fatigante, tantôt grasse, facile, la toux est ordinairement plus fréquente le matin que le soir ; après le rejet de quelques crachats visqueux, elle se calme pendant quelque temps. C'est qu'en effet dans la bronchite chronique, la toux doit être surtout considérée comme un simple phénomène d'expulsion, directement lié à la qualité et à la quantité de la matière à expectorer.

L'expectoration ne fait jamais défaut dans l'inflammation chronique des bronches.

« Elle est habituellement formée de crachats abondants, opaques, grisâtres ou jaune verdâtre, tantôt pelotonnés, mamelonnés, tantôt aplatis, nummulaires, à bords ronds ou déchiquetés. Ils sont

---

(1) Traube, *Die Symptome der Krankheiten des Respirations und Circulations Apparats.* Berlin, 1867.

quelque fois mêlés à une certaine quantité de liquide
blanchâtre semblable à de la salive plus ou moins
aérée. Dans la bronchite désignée par Laënnec sous
le nom de catarrhe muqueux, les crachats sont
jaune grisâtre, opaques, cohérents, puriformes. Dans
le catarrhe pituiteux, ils sont séreux, transparents,
spumeux à leur surface, semblables à du blanc
d'œuf délayé dans de l'eau ou à de l'eau de savon
épaisse. Dans le catarrhe sec, ils sont petits, perlés,
globuleux, ils ont la consistance de l'empois. » (H.
Gintrac (1).)

Les crachats sont ordinairement fades ; dans certaines bronchites, ils sont très-fétides. Canstatt a
remarqué cette fétidité des crachats chez les vieux
ivrognes : d'après Laycock, d'Édimbourg, cette
fétidité serait due à la présence de l'acide butyrique
dans les crachats ; il attache en outre, pour la production de ce phénomène, beaucoup d'importance à l'influence de la diathèse rhumatismale.

La quantité des crachats expectorés varie avec les
sujets, et chez le même malade avec certaines épo-
ques à peu près régulières : ainsi l'expectoration est
plus abondante le matin au réveil et le soir après le
dîner. Il est des individus qui expectorent de faibles
quantités ; d'autres, au contraire, rejettent un ou deux
litres de mucosités par jour : on dirait une vomique
qui se vide.

L'examen microscopique des crachats de la bronchite chronique fait voir, d'une manière générale, la
formation par la muqueuse des bronches d'éléments
nouveaux analogues aux liquides sécrétés normale-
ment ; puis, des leucocytes qui se multiplient à l'infini, jusqu'à donner au liquide des caractères analo-

(1) Gintrac, *Dic. de méd. et chirurg.*, t. V.

gues à ceux du pus phlegmoneux. Les caractères chimiques en sont la confirmation parfaite : dans les crachats muqueux, dominent l'eau, la mucine, une petite quantité d'albumine, du chlorure de sodium, etc.

Dans les crachats purulents, la quantité d'albumine et de sels prédomine.

Symptômes généraux. — La bronchite chronique, quand elle n'est pas accompagnée d'une hypersécrétion considérable de mucus ou d'une suppuration trop profonde, quand elle ne présente pas de poussées aiguës, offre des symptômes généraux peu prononcés ; à peine si on peut, dans certains moments, percevoir le plus léger malaise fébrile. L'appareil digestif souffre le plus de l'inflammation chronique des bronches. Graves (1) assure que ces affections chroniques sont accompagnées de flatulence : « Il se demande si la muqueuse digestive ne fournirait pas une sécrétion gazeuse compensatrice d'une diminution dans la sécrétion des gaz dans les poumons. » La circulation est quelquefois ralentie, et un peu d'œdème se montre aux extrémités.

Ajoutons que si la bronchite chronique peut persister bien des années sans exercer une influence fâcheuse sur la santé générale, elle finit souvent par produire des altérations de la muqueuse des voies aériennes; elle amène à sa suite la dilatation ou le rétrécissement des bronches, l'emphysème pulmonaire, l'asthme et des lésions organiques du cœur. De plus, l'inflammation chronique des bronches pourra être suivie d'une poussée tuberculeuse, si elle est accompagnée de circonstances diathésiques favo-

(1) Graves, *Leçons de clinique médicale*, 1863, t. II, p. 21.

rables. Laënnec compare les bronches ou l'appareil pulmonaire enflammés à une terre qui, labourée après un long repos, fait germer une multitude de gràines qu'elle renfermait dans son sein depuis plusieurs années.

SYMPTOMES DE LA PHTHISIE PULMONAIRE. — M. Pidoux (1), dans une savante discussion sur le traitement de la phthisie pulmonaire par les eaux sulfureuses, après avoir dit que « là phthisie a été mal étudiée jusque-là, parce qu'on l'a observée comme une maladie chronique qui commence, tandis qu'elle est une maladie chronique qui finit », expose sa théorie des trois maladies chroniques initiales, amenant par dégénération toutes les autres et en particulier la tuberculisation pulmonaire.

Le savant inspecteur des Eaux-Bonnes distingue d'abord la phthisie des riches et la phthisie des pauvres : « La phthisie des pauvres offre bien moins de variétés que la phthisie des riches. Les maladies constitutionnelles non organiques qui appauvrissent le blastème et préparent le terrain de la tuberculisation ne sont pas les seules causes intimes de cette dégradation dernière. Le travail démesuré, la privation prolongée des choses nécessaires à la vie, les excès de tout genre, en un mot, la misère hors de nous, finit par amener la misère en nous, cet état que Bouchardat a si bien nommé la misère physiologique. Cette phthisie n'a qu'une forme et qu'une marche qui sont données par le plus ou moins de résistance physiologique de la constitution, ou par la prédominance de tel ou tel des symptômes communs de la maladie. »

(1) Pidoux, *Annales de la Soc. d'hydrologie*, t. X.

Il divise la phthisie des riches en deux catégories :
1° la phthisie consommée, absolue, que quelques
pathologistes nomment aussi essentielle ;

2° La phthisie incomplète.

« La phthisie consommée n'est pas nécessairement
la phthisie au troisième degré ; et la phthisie incomplète n'est pas la phthisie existant aux degrés inférieurs, le deuxième ou le premier entendus dans le
sens de l'école. La phthisie peut être consommée
dans sa diathèse et n'être qu'au début de son degré
selon l'école.

« Réciproquement, il y a des phthisiques au troisième degré selon l'école, et chez lesquels la phthisie
est moins consommée que chez certains malades qui
ne sont encore qu'au premier degré. C'est le cas des
phthisies incomplètes ; de celles qui naissent chez
des sujets entachés d'herpétisme dont l'échelle est si
étendue. » Je ne discuterai pas toutes ces opinions qui
ont trouvé tant de contradicteurs distingués (Durand-
Fardel, Hérard, Salès-Giron), relativement aux
formes de la maladie et à l'hérédité. « Ce qui me
paraît, dit Hérard (1), causer l'obscurité sur ce point
développé par M. Pidoux, c'est qu'il n'a pas suffisamment tenu compte de la distinction établie par
presque tous les auteurs contemporains entre la
phthisie héréditaire et la phthisie acquise : la première se transmettant de génération en génération et
par une filiation directe, frappant les enfants et les
adolescents à une époque où d'autres maladies constitutionnelles n'ont pas encore eu le temps de se
manifester, éteignant quelquefois tous les membres
d'une famille, suivant une marche presque fatale, et
cependant, même dans ces conditions déplorables,

(1) Hérard, *Annales de la Soc. d'hydrol.*, t. X, p. 139.

susceptible d'être modifiée, retardée, annihilée dans
ses manifestations par une bonne direction hygié-
nique et un traitement approprié ; la seconde, la
phthisie acquise, reconnaissant surtout pour causes
toutes les influences mauvaises, hygiéniques ou autres, qui aboutissent à l'altération de la constitution
et à la débilitation de l'organisme. A ce point de vue,
les maladies chroniques, les cachexies, la cachexie
arthritique comme les autres, peuvent être assuré-
ment une source de phthisie pulmonaire.... Seulement ces maladies n'exercent pas une action spéciale
sur le développement de la tuberculisation ; elles
n'amènent ce résultat qu'en déprimant la résistance
vitale, comme le feraient les passions tristes, les
excès, la misère et, d'une manière générale, toutes
les causes débilitantes. »

Au point de vue pratique, il est suffisant d'établir,
dans l'étude des symptômes de la phthisie pulmonaire, une distinction complète entre la phthisie
lente, chronique, torpide, et la phthisie aiguë, éréthi-
que. Cette dernière, par la rapidité de sa marche,
l'acuité de ses symptômes, laisse, en général, peu de
ressources à la thérapeutique ; le plus souvent, elle
contre-indique l'emploi des eaux sulfureuses; aussi
ne m'en occuperai-je pas dans cet article, réservant
seulement ma description à cette phthisie torpide,
la plus fréquente d'ailleurs, qui, par la lenteur de son
évolution, par ses intermittences, peut être plus facilement combattue et, sinon toujours guérie, du
moins constamment améliorée et retardée dans sa
marche.

Au début, la maladie commence presque toujours
d'une manière lente, graduelle, à moins qu'elle ne
suive immédiatement une bronchite aiguë, une pneumonie, qui ne se résout pas sur tous les points, ou

2.

une pleurésie aiguë qui laisse pendant longtemps un foyer inflammatoire.

Dans le premier cas, qui est le plus fréquent, on note pendant un temps assez long une petite toux sèche, peu profonde, que les malades appellent ordinairement un rhume d'irritation, et qui est plus accentuée vers le soir. Ajoutons à cela une certaine langueur, un léger essoufflement, des courbatures inexpliquées, quelquefois des sueurs nocturnes, un état d'anémie très-prononcé. Ce dernier symptôme, compliqué d'une dyspepsie toute particulière sur laquelle a insisté M. Bourdon (1), doit particulièrement attirer l'attention du praticien; car il est très-important de dégager, autant que possible, le diagnostic de la cause de cette anémie, pour ne pas s'exposer, dans ce cas, par le traitement ferrugineux de la chlorose, à donner, comme le dit Trousseau, un coup de fouet à la tuberculisation pulmonaire.

La toux, après avoir été sèche pendant longtemps, s'accompagne quelquefois de crachats mousseux, clairs, semblables à de la salive battue, et alors on commence à observer quelques douleurs vers la poitrine. Ces crachats sont teints quelquefois de filaments de sang qui leur donnent une petite couleur rosée.

Dans certaines circonstances enfin, sans que le malade ait éprouvé aucun des signes ordinaires, le début est annoncé par une hémoptysie plus ou moins considérable. Cette forme est la *phthisis ab hemoptœ* décrite par Morton. Tantôt le sang est craché pur, tantôt il teint seulement les crachats : Andral a cité

(1) Bourdon, *Recherches sur quelques signes propres à caractériser le début de la phthisie pulmonaire;* in *Notes de la Soc. méd. des hôp. de Paris,* 2° fasc., 1852.

un cas de véritable apoplexie pulmonaire. Cet accident dure quelquefois un ou plusieurs jours, pour ne plus reparaître qu'à une époque plus ou moins éloignée.

Si, à cette période, on répète souvent l'examen de la poitrine, on pourra saisir au sommet des poumons une certaine rudesse du bruit respiratoire, de l'expiration prolongée, un peu de submatité ; bientôt les craquements se font entendre, de petits râles fins sont perçus dans un sommet où les vésicules pulmonaires ont perdu leur élasticité primitive ; la maladie est entrée dans sa période d'état.

Alors, la toux est le symptôme dominant : toux fréquente, quinteuse et toujours plus marquée pendant la nuit; elle est accompagnée de douleurs sternales ou spinales, et des points sensibles se montrent constamment dans les côtés de la poitrine. La dyspnée aussi fait des progrès marqués, surtout le soir et lorsqu'il survient un mouvement fébrile. Après le repas, il est assez fréquent que la toux provoque le vomissement, en laissant à l'épigastre une sensation très-pénible. Les crachats deviennent assez promptement épais, moins aérés et tendent à revêtir le caractère que Louis (1) a si bien décrit : « de blancs, muqueux et plus ou moins aérés, les crachats deviennent verdâtres; opaques, sont dépourvus d'air et striés de lignes jaunes plus ou moins nombreuses qui les rendent parfois comme panachés. Quelquefois on y rencontre des parcelles d'une matière blanche, opaque, semblable, suivant la remarque de Bayle, à du riz cuit; mais ces parcelles se montrent bien moins souvent que les stries. Plus tard, ces stries et ces parcelles disparaissent dans le plus

(1) Louis, *Recherches sur la phthisie.*

grand nombre des cas ; les crachats sont alors homo-
gènes et ont une forme arrondie et comme lacérée
au pourtour.

« Ils sont lourds, plus ou moins consistants,
ne gagnent pas toujours le fond de l'eau, et flottent
même assez fréquemment à la surface d'un liquide
clair. Après s'être montrés plus ou moins longtemps
d'un jaune verdâtre, ils prennent une teinte grisâtre
et un aspect sale assez analogue à celui de la matière
contenue dans les excavations tuberculeuses assez
anciennes. Ces changements se passent ordinairement peu de jours avant la mort ; alors les crachats
perdent une partie de leur consistance, forment une
sorte de purée et sont quelquefois souillés de sang
et entourés d'une auréole rose. »

L'hémoptysie, dans cette période, est plus fréquente que dans les autres : quelquefois réduite à de
simples crachats, souvent manifestée par de véritables hémorrhagies effrayantes par la quantité de liquide perdu et par la facilité avec laquelle elles se
renouvellent, souvent sans cause appréciable.

La percussion fait entendre, dans un point limité
de la poitrine, presque toujours au sommet, en avant
ou en arrière, un son plus mat qu'à l'état normal ; le
thorax prend une forme cylindrique, et la main, appliquée sur les côtes, fait constater, lorsque le malade
parle, une augmentation des vibrations.

A l'auscultation, on perçoit, avec les craquements,
un râle crépitant fin, doublé parfois de rhonchus sonores et accompagné d'une légère bronchophonie.

Les troubles du côté du tube digestif augmentent ;
les digestions sont très-difficiles ; quelquefois survient
une diarrhée passagère ; la peau est décolorée, l'amaigrissement s'accentue, la menstruation est troublée
chez la femme, et les sueurs nocturnes, en devenant

plus abondantes, contribuent avec la fièvre à épuiser le malade : M. Pidoux a décrit un état fébrile analogue chez les phthisiques, comme une névrose de l'appareil circulatoire, du cœur ou des artères, névrose de nature herpétique : loin d'être grave, il la considère comme de bon augure et susceptible d'enrayer la marche de la phthisie, en vertu de la loi d'antagonisme qu'il a si magistralement exposée ; absolument comme pour la dyspepsie qui, d'après lui, « tant qu'elle dure, refrène la marche de la tuberculisation ». Pour nous, avec M. Hérard, nous considérons ces signes comme des symptômes graves de la tuberculisation au premier degré de sa période d'état, et nous préférons, pour nos phthisiques, l'absence de fièvre et un estomac qui digère bien. »

Quand la maladie est arrivée à son dernier stade, la toux devient plus difficile et provoque bien plus souvent des vomissements ; elle est si intense la nuit, qu'elle empêche le malade de dormir ; elle s'accompagne alors de ces crachats décrits par Louis et qui sont de plus en plus abondants ; certains malades en rendent des quantités considérables, jusqu'à sept ou huit cents grammes par jour.

L'hémoptysie est plus rare à cette période : les cavernes fournissent quelquefois par rupture vasculaire un sang pur, peu abondant, ou par une simple exhalation sanguine ; alors les crachats sont brunâtres, sanieux. Hérard et Cornil signalent dans les matières expectorées la présence des fibres élastiques : « ces fibres sont en général petites, minces, isolées, et, disséquées, reconnaissables à leur double contour parfaitement net, à leur direction sinueuse ou en vrille, et surtout à leur résistance à l'acide acétique. Lorsqu'elles sont réunies en faisceaux affectant la forme alvéolaire qu'elles présentent dans le poumon, elles sont encore plus faciles à reconnaître. Lorsqu'il y en a peu, un bon moyen pour les mettre en évidence est de traiter les crachats par l'acide acétique, qui dissout le pus et ne les altère en rien. Les fibres élastiques, ainsi constatées dans les crachats, ne peuvent être rapportées qu'à une destruction ulcérative du poumon, des bronches ou de la trachée. Or, le nombre des maladies, autres que la tuberculose, qui produisent de pareilles destructions est très-restreint; c'est principalement la gangrène, rarement un infarctus hémoptoïque, en sorte qu'on pourra, après l'élimination préalable de ces deux affections, annoncer, par le seul examen des crachats, qu'il y a formation récente d'excavations tuberculeuses. »

Les signes fournis par la percussion et l'auscultation prennent des caractères plus tranchés : la matité devient plus complète; quelquefois pourtant survient une certaine sonorité dans les points mats auparavant; et ce fait est dû à la pénétration de l'air dans des cavernes récentes.

Le râle muqueux prend un caractère métallique ou cavernuleux. La respiration devient de plus en plus soufflante, la voix est retentissante; puis surviennent le souffle amphorique et la pectoriloquie. Notons encore le tintement métallique et le bruit de pot fêlé quand il y a de vastes cavernes. Ajoutons à cela les signes ordinaires de bronchite généralisée, de pneumonies lobaires, de pleurésies, qui sont souvent la complication de la tuberculose.

La dépression sous-claviculaire est très-apparente; l'immobilité des côtes est presque complète. En même temps, la fièvre augmente et prend un caractère d'acuité plus accentué, avec exacerbation marquée vers le soir. Cette fièvre est terrible, parce que tous les symptômes s'aggravent proportionnellement à son intensité. Les vomissements sont souvent plus fréquents ; une diarrhée rebelle épuise le malade et devient d'autant plus abondante qu'on approche du terme fatal.

Le larynx participe aussi aux progrès de la phthisie ; des granulations simples d'abord, s'ulcérant ensuite, produisent des désordres particuliers et des douleurs insupportables. Alors, le facies est presque cadavérique, les yeux sont cernés, les joues creuses, l'amaigrissement extrème ; et le malade s'éteint dans le marasme.

A cet ensemble de symptômes, à cette période surtout, il est facile de reconnaître cette maladie : le début seul présente quelques difficultés de diagnostic ; et alors l'hérédité d'une part, l'histoire pathogénique d'autre part, viennent guider le praticien que l'examen de l'état général et les signes physiques pourraient laisser perplexe. Je n'ai pas l'intention de chercher à établir le diagnostic différentiel de cette maladie avec toutes celles qui s'en rapprochent, et cela, à toutes les périodes ; je ne m'arrêterai pas même aux pneumonies, ou congestions chroniques limitées au sommet, signalées par Briau (1) ; je dirai seulement quelques mots des différences qui séparent la phthisie pulmonaire de la bronchite chronique. La dyspnée, la toux et les douleurs qu'elle provoque, l'expectoration, par sa nature et son abondance, semblent autoriser la confusion entre ces deux maladies; cette erreur est surtout possible s'il survient de la diarrhée, ou quand un mouvement fébrile se déclare vers le soir. Mais dans la bronchite chronique, il n'y a pas de matité ; le son est normal sous les clavicules; le bruit respiratoire n'est pas modifié dans ces

(1) Briau, *Annales de la Société d'hydrologie*, t. V.

points ; on constate des râles sous-crépitants à la partie postéro-inférieure de la poitrine et des deux côtés.

Dans la phthisie, au contraire, on peut entendre de la bronchophonie, du souffle tubaire, circonstance qui ne se rencontre que dans la bronchite chronique avec dilatation, et ce sont alors les symptômes généraux qui éclairent le médecin : dans cette forme de bronchite, en effet, il n'y a pas de dépérissement en rapport avec la durée de la maladie ; il n'y a pas de sueurs nocturnes, pas d'hémoptysies, etc.

Plusieurs accidents peuvent accélérer la terminaison de la phthisie pulmonaire : ainsi, la perforation du poumon, la méningite tuberculeuse, l'œdème de la glotte, plus rarement une hémorrhagie foudroyante.

Si la maladie se termine souvent par la mort, hâtons-nous d'ajouter qu'elle peut aussi guérir.

Je sais bien que certains auteurs ne croient pas encore à la curabilité de la phthisie, mais un bon nombre partagent la croyance léguée par la tradition. Desnos, dans un Rapport remarquable sur un Mémoire de Mascarel relatif au traitement de la phthisie par les eaux du Mont-Dore, après avoir reproché à l'auteur d'avoir trop affirmé la guérison de ses malades, en ne tenant pas assez de compte des principes généraux qui doivent présider à la définition de la guérison des maladies diathésiques, établit que pour qu'une diathèse puisse être considérée comme guérie, il faut que les produits qu'elle a jetés dans l'économie disparaissent, par un mécanisme quelconque, en même temps que s'éteindra la puissance de l'organisme à en procréer de nouveaux.

On admet généralement la guérison soit par transformation crétacée des tubercules, soit par leur

ramollissement, leur élimination, et la formation
consécutive de cavernes qui, se tapissant de fausses
membranes, peuvent ou bien se cicatriser avec adhé-
sion complète de leurs parois, ou bien encore se
changer en un trajet fistuleux communiquant avec
les bronches et pouvant persister, pendant un long
temps, sans dommage pour la santé. Certains auteurs,
et M. Hérard est du nombre, croient à la disparition
des tubercules par résolution ou absorption.

D'ailleurs, les travaux histologiques donnent un
appui aux vues de la clinique : « En effet, dit M. Desnos (1), actuellement qu'on n'admet plus guère
que le tubercule contienne, comme élément essentiel,
un produit sans analogue dans l'économie, hétéro-
logue, pour me servir de l'expression consacrée,
lequel doit être réfractaire à l'absorption, mais bien
qu'il est constitué par des exsudats, des dépôts plas-
matiques dégradés et impropres à l'organisation
(Mandl, Luys), ou par des formations cellulaires im-
parfaites [(Virchow, Villemin (de Strasbourg)], à diverses périodes d'évolution, ou d'involution de
régression, comme on dit aujourd'hui, sa résolution
se comprend beaucoup mieux. Car on sait, d'un côté,
que la dégénérescence graisseuse marque un des
stades de l'évolution rétrograde ou involution des
petites cellules qui entrent dans la composition du
tubercule ; d'un autre côté, il est acquis également
que la graisse est un élément qui subit volontiers les
lois de l'absorption. »

(1) Desnos, *Annales de la Soc. d'hydrol.*, t. IX, p. 127.

3

CHAPITRE III

Indications du Traitement par les Eaux d'Enghien.

———

Les indications des eaux d'Enghien, dans le traitement de la bronchite chronique et de la phthisie pulmonaire, sont établies par la clinique guidée par l'étude des propriétés physiologiques et thérapeutiques de cette eau médicamenteuse.

Aussi, après avoir décrit les divers modes d'administration de l'eau sulfurée, ses effets sur l'homme sain et sur l'homme malade, je pourrai facilement expliquer comment, dans tels cas déterminés, ce puissant agent de la matière médicale améliore ou guérit l'inflammation chronique des bronches, simple ou tuberculeuse.

———

ARTICLE 1er

Modes d'administration de l'eau d'Enghien.

L'eau d'Enghien est utilisée à l'*intérieur* en boisson, et à l'*extérieur* sous forme de bains, douches et inhalations.

En boisson, elle constitue une médication extrêmement puissante. La dose varie suivant l'âge, la
constitution du sujet, la nature de la maladie. Si la
dose de deux verres par jour est convenable pour
certains malades, pour d'autres elle serait dange-
reuse, comme le démontrent beaucoup d'observations : c'est donc au médecin et non aux caprices
des baigneurs que doit être réservé le soin de régler
les doses du médicament. Chaque année apporte des
exemples d'accidents causés par l'usage immodéré
des eaux en boisson : de Puisaye cite, entre autres,
« l'exemple d'un malheureux phthisique qui suc-
comba à Enghien, pendant l'été de 1851, à la suite
d'une pneumonie occasionnée par l'ingestion, répétée
pendant plusieurs jours, de dix verres d'eau sulfureuses pris à l'insu de son médecin. » Pendant la
saison de 1877, j'ai vu un emphysémateux très-plé-
thorique, atteint de congestion pulmonaire violente
après l'ingestion, répétée pendant trois jours, de sept
verres d'eau sulfureuse, sans autre guide que cet
instinct peu éclairé qui fait espérer un succès exac-
tement proportionnel à la quantité d'eau ingérée.

On commence généralement par prescrire un verre
par jour en deux fois ; puis, lorsqu'on s'est assuré de
la tolérance, on peut aller jusqu'à trois ou quatre
verres, selon les cas.

Pour faire supporter plus facilement l'eau sulfureuse, on peut la faire chauffer légèrement au bain-
marie, ou mieux la couper avec un peu de lait tiède,
une infusion aromatique quelconque.

Il est indispensable, chaque fois que l'état du malade le permet, de faire prendre l'eau à la source
même, car elle s'altère considérablement au contact
de l'air.

A l'*extérieur*, les bains sont donnés avec l'eau sulfureuse pure, ou coupée avec l'eau ordinaire. Les premiers sont chauffés à la vapeur et possèdent une action très-énergique, qui les fait réserver pour certains cas particuliers, où ils rendent de précieux services.

Les seconds sont coupés avec l'eau ordinaire chaude, qui vient se mélanger instantanément avec l'eau sulfureuse froide, circonstance favorable, d'après de Puisaye et Leconte, à la conservation plus intacte du principe sulfureux.

On commence par ordonner des bains de courte durée, et il est sage d'en faire prendre un seul par jour. La température ordinaire du bain est de 30° à 33°.

Les limites supérieures et inférieures sont 40° et 22°. Après le bain, les malades doivent se livrer à un exercice modéré, afin d'entretenir la réaction qui se fait sur la peau.

Les douches, sous toutes leurs formes, sont souvent utilisées à Enghien. Leur durée (de 1 à 15 minutes) et leur température (de 18° à 40°) sont établies d'après le degré de résistance propre à chaque malade. Autant que possible, il est bon, lorsqu'on fait usage à la fois des bains et des douches, de faire prendre les uns le matin et les autres le soir, pour ne pas nuire à l'effet particulier de chacun de ces deux agents. Mais quand la température de la douche se rapproche de celle du bain, on peut faire administrer les deux dans la même séance ; je partage, avec de Puisaye, l'avis de Bertrand (1) qui préfère donner la douche avant le bain : « La douche produit un mouvement fébrile local au lieu du mouvement fébrile général déterminé par le bain. Celui-ci exalte

(1) Bertrand, *Recherches sur les eaux du Mont-Dore,* 1823.

les fonctions de la peau et des lymphatiques ; la douche renforce l'action des parties sur lesquelles on la
dirige, imprime une oscillation nouvelle aux vaisseaux, dont quelques-uns sont parcourus lentement
par les fluides qui s'y accumulent, et diminue l'état
de stagnation de ces fluides. Il faut donner l'éveil à
ceux-ci avant de leur frayer des issues. »

Les inhalations constituent, sans aucun doute, le
plus puissant auxiliaire de la médication sulfureuse
d'Enghien, dans les affections des organes respiratoires. « Si jamais, a dit Mascagny, on trouve un remède contre les maladies de poitrine, c'est par les
voies respiratoires qu'il devra pénétrer dans l'organisme du malade. »

La salle d'inhalation, à Enghien, est très-conforta-
blement installée. Au centre, se trouve une grande
table ovale, autour de laquelle les malades peuvent
se tenir assis ; et, au milieu, s'élèvent les appareils
de pulvérisation. Autour des murs de la salle, sont
disposés les petits instruments, de formes diverses,
pour douches pharyngiennes. Au plafond, plusieurs
ventilateurs sont destinés à renouveler l'atmosphère
de la salle. Dans les années ordinaires, le thermo-
mètre y marque toujours 18° ou 20°. Dans certains
cas, la température étant plus basse, on avait autre-
fois installé un calorifère de grande dimension ; mais,
en condensant le brouillard épais engendré par la
pulvérisation, ce moyen de chauffage détruisait une
partie des bienfaits que doit procurer l'inhalation :
on a dû l'abandonner.

La pulvérisation fait perdre à l'eau sulfureuse une
partie de sa minéralisation. Ainsi, en 1864, de
Puisaye et O. Réveil ont examiné l'eau pulvérisée
qui coulait des appareils, et que l'on pouvait appeler
eau de condensation de la pulvérisation. Cette eau

indiquait au réservoir 37°,6 au sulfuromètre, pour un litre d'eau, titre brut. En sortant des appareils, elle ne marquait plus que 7°,6. J'ai moi-même répété plusieurs fois l'expérience, et j'ai constaté une diminution moyenne un peu plus grande de la sulfuration : l'eau marquant 36°,5 à la source, donnait après la pulvérisation 6°,4. Remarquons toutefois que, malgré cette perte considérable, l'eau d'Enghien pulvérisée reste toujours bien supérieure, en minéralisation, à toutes les autres sources sulfureuses.

Il est un autre phénomène physique, conséquence de la pulvérisation, qui se produit toujours, d'après M. Chateau (1), en raison inverse du diamètre du jet pulvérisateur : je veux dire l'abaissement de la température. Ce refroidissement de l'eau, d'après certains auteurs, doit être pris en grande considération par le médecin, non-seulement pour les légers maux de dents qu'il occasionne, mais surtout pour les accidents inflammatoires qu'il pourrait déterminer sur les bronches.

Je n'ai jamais observé le plus léger inconvénient avec le mode de pulvérisation usité à Enghien. Jusqu'à ce que de nouvelles découvertes permettent de chauffer l'eau sans altérer sa composition, je préférerai, à toutes les combinaisons plus ou moins scientifiques, l'installation simple et méthodique de notre salle d'inhalation, qui est, chaque année, si fertile en cures merveilleuses, comme peuvent l'attester les nombreuses observations des médecins d'Enghien, et en particulier celles du docteur Fauvel.

Pour trancher cette question du chauffage de l'eau sulfureuse, il faudrait, disent les auteurs du Dic-

(1) Chateau, *De la pulvérisation*, *Ann. Soc. hydrol.*, t. XVIII, p. 264.

tionnaire des Eaux Minérales, arriver à chauffer
l'eau par une action immédiate, facultativement limi-
tée, n'opérant que sur les lieux d'emploi et au moment de l'emploi. Si, un jour, ce problème est résolu,
nous en verrons, à Enghien, l'application : hâtons-
nous d'ajouter que, pour la pratique ordinaire, l'ur-
gence ne s'en fait nullement sentir.

La durée des séances de pulvérisation doit être
très-rigoureusement prescrite par le médecin, pour
éviter les accidents d'irritation locale. J'ai l'habitude
à Enghien, quand il s'agit surtout de sujets qui n'ont
jamais fait usage de ce moyen thérapeutique, de
tenir, durant les deux ou trois premières séances, le
malade dans la salle d'inhalation pendant un quart
d'heure ; puis, je le soumets, quelques minutes seulement, aux jets pulvérisateurs de la table centrale.
Plus tard, les malades peuvent quelquefois rester
plongés, pendant une heure, dans l'atmosphère médicamenteuse ; mais je ne fais pas prolonger la pulvérisation pendant plus de trente à trente-cinq minutes. En observant toutes les règles indiquées et
variant les prescriptions suivant les cas, je n'ai
jamais observé de ces pleurodynies ou de ces pneumonies qui sont, à tort, la terreur de quelques médecins.

ARTICLE 2

*Effets physiologiques et thérapeutiques de l'eau
d'Enghien.*

L'eau d'Enghien, sous toutes ses formes d'administration, produit chez l'homme sain ou malade

des effets très-variés sur les divers organes de l'économie.

Sur le système nerveux, une excitation qui se traduit par des rêves la nuit, de l'insomnie, une augmentation de l'activité cérébrale, quelquefois de
véritables douleurs névralgiques au pourtour de la
tête.

Sur les organes génito-urinaires, une stimulation
plus ou moins vive, qui se traduit par de la diurèse
et finit par provoquer quelquefois des pollutions
nocturnes. Chez la femme, cette action toute spéciale
excite la menstruation et donne fréquemment un
surcroît d'activité à certains écoulements leucorrhéi-
ques indolents : excitation bienfaisante d'ailleurs,
puisqu'elle est suivie, après quinze ou vingt jours
de traitement, de la suppression définitive de cette
inflammation chronique si désagréable dans ses
effets.

Les fonctions digestives se réveillent, l'appétit
augmente ; à part quelques sujets trop impression-
nables, chez lesquels l'eau détermine des pesanteurs
d'estomac, le plus souvent elle facilite la digestion ;
chez tous les malades, même chez les phthisiques
avancés, j'ai pu constater cet effet presque immédiat.
En même temps, les selles sont plus faciles, et la
constipation la plus rebelle ne tarde pas à céder à
l'usage méthodique de l'eau d'Enghien en boisson et
sous forme de douches ascendantes.

Du côté de la peau, on peut constater que la transpiration habituelle est augmentée ; cette modification
dans la sécrétion cutanée s'accompagne de diverses
éruptions, de sudamina. A Enghien, on observe rarement l'éruption désignée sous le nom de poussée, qui
s'accompagne de phénomènes généraux plus ou moins
intenses.

Le système circulatoire est considérablement excité par les eaux sulfureuses d'Enghien ; le bain est l'agent le plus puissant de cette stimulation, vive ou légère suivant le degré de la température.

« Dans le bain de 28 à 30 degrés centigrades, on éprouve en entrant une sensation désagréable de froid, le pouls devient petit, concentré, et plus lent que dans l'état habituel. La peau se crispe, prend cet aspect particulier connu sous le nom de *chair de poule,* et le besoin d'uriner se fait sentir. La chaleur du corps baisse sensiblement, et la peau, au toucher, paraît plus froide que le milieu qui l'entoure. Si le bain est court, il s'établit une douce réaction ; le corps alors semble doué de plus d'élasticité, on se sent plus fort et plus dispos ; si l'on prolongeait la durée du bain au delà d'une certaine limite, le pouls baisserait davantage, la chaleur animale diminuerait, des symptômes d'asphyxie apparaîtraient, et si la réaction n'était plus assez vive, le malade pourrait succomber.

« Dans le bain tiède de 32 à 34 degrés centigrades, on éprouve un sentiment de bien-être, il n'y a pas d'horripilation ; la sécrétion urinaire, sans être instantanée, est plus abondante que dans le bain froid ; le pouls présente d'abord peu d'altération, mais plus tard il se ralentit de quelques pulsations, environ de huit à dix. Si l'on est resté longtemps dans le bain, on sent un besoin de sommeil qui augmente avec la durée : la transpiration cutanée est plus abondante après le bain tiède, et elle s'établit au sortir de l'eau.

« Dans le bain à 34 degrés centigrades et au-dessus, la peau devient plus chaude, le visage est rouge, se couvre de sueur, le pouls s'accélère ; on sent en soi une surexcitation nouvelle, l'impulsion sexuelle se réveille ; puis, s'il est trop prolongé, la tête s'embarrasse, on éprouve des vertiges, de la somnolence, de la soif, des palpitations, et cela peut aller jusqu'à la syncope. Après le bain, c'est de la fatigue, de l'abattement, de la somnolence, et tous ces symptômes ne cèdent qu'à un sommeil réparateur ; plus la durée du bain a été longue, plus la température a été élevée, plus aussi les phénomènes que nous venons d'indiquer ont d'intensité » (De Puisaye).

Après une dizaine de jours de l'usage régulier des bains, il n'est pas rare de voir l'urine du malade déposer un sédiment analogue à de la brique pilée. Quand ce résultat se présente chez les phthisiques, je n'ai jamais vu qu'il ait coïncidé avec une amélioration proportionnelle au phénomène. J'ai appliqué toute mon attention à bien constater ce fait, car j'ai en grande estime tout ce qui sort de la plume du savant inspecteur des Eaux-Bonnes, M. Pidoux ; et je sais que pour étayer sa théorie des antagonismes morbides, il a dit, en parlant des Eaux-Bonnes (1) : « De certains malades m'apportent quelquefois, dans des petites boîtes ou des cornets de papier, un sable abondant, plus ou moins gros et de couleur orangée, qu'ils ont recueilli au fond de leur vase de nuit. Ceux qui n'ont jamais rendu un pareil produit de sécrétion sont quelquefois effrayés. Ils seraient tentés de maudire une eau minérale qui leur donne la gravelle. Ils demandent avec anxiété s'ils doivent continuer la cure, et il ne faut rien moins que nos félicitations très-sincères sur ce beau résultat pour les rassurer... J'annonce dans ces cas une cure heureuse, etc.»

Les effets physiologiques et thérapeutiques de

---

(1) Pidoux, *Traitement de la phthisie pulmonaire, Ann. Soc. hydrol.*, t. X.

l'eau d'Enghien sont encore plus manifestes quand
on les examine spécialement du côté de l'appareil de
la respiration. La gorge devient sèche, quelquefois
douloureuse, la toux plus fréquente, plus rauque,
plus sèche dès les premiers jours ; puis bientôt les
crachats deviennent plus abondants et muqueux, au
lieu de conserver le caractère puriforme. Cette rapidité d'action de l'eau minérale est encore bien plus
remarquable si on la considère après la pulvérisation.
Deux ou trois séances suffisent pour exciter les granulations pharyngées qui ont besoin de ce stimulus
pour se résoudre. Dans les salles, les malades sont
plongés dans un milieu sulfuré ; s'ils y prolongent
leur séjour pendant quinze minutes environ, ils en
éprouvent une action sédative très-favorable, suivie
plus tard, s'ils restent trop longtemps dans cette atmosphère, d'une excitation qu'il faut savoir modérer,
particulièrement chez les phthisiques. Faut-il s'é-
tonner de voir un même médicament, l'inhalation
sulfureuse, déterminer à la fois des symptômes de
sédation et de surexcitation? M. Filhol, dans ses
Études sur les eaux minérales des Pyrénées, nous en
a donné la raison. Il distingue avec soin l'action immédiate de l'acide sulfhydrique, action toujours sédative, de l'action secondaire qui est le résultat de
l'introduction dans l'économie du soufre provenant
de la décomposition de l'acide sulfhydrique, et qui
détermine une excitation marquée.

En résumé, l'action de l'eau d'Enghien est dyna-
mique générale, ou élective. La première, tour à
tour tonique, excitante, hyposthénisante, etc., s'a-
dresse à toutes les maladies chroniques, et en particulier à la phthisie pulmonaire, maladie qui cause le
plus grand affaiblissement des forces organiques.
Outre cette action générale, elle en a une seconde,

qui est liée à sa nature chimique. Cette action est modificatrice spéciale, elle est élective, congestionnante sur les organes du bassin et de la poitrine; cet effet particulier rend bien compte de la cure des bronchites chroniques simples et tuberculeuses par l'eau sulfureuse d'Enghien.

———

ARTICLE 3

Mode d'action de l'eau d'Enghien dans le traitement de la bronchite chronique et de la phthisie pulmonaire.

Je ne m'arrêterai pas aux indications et contre-indications des diverses prescriptions balnéaires, qui s'appliquent, d'une manière générale, à toutes les maladies qui sont du ressort de la médication sulfureuse d'Enghien; je les étudierai, pour le groupe particulier d'affections que j'envisage, en prenant en considération la nature, la marche et la période de la maladie.

A. — BRONCHITE CHRONIQUE NON TUBERCULEUSE

L'eau d'Enghien agit sur l'état général en excitant l'action de tous les organes affaiblis par une expectoration souvent abondante; puis sur l'état local en modifiant toujours et faisant disparaître fréquemment la sécrétion morbide. Son action est d'autant plus puissante, que la bronchite chronique a atteint un herpétique; et, dans ce cas, on peut voir coïncider la guérison du catarrhe avec l'apparition d'une dartre qui, cédant ensuite elle-même au traitement général, épuise ainsi la diathèse. Dans ces circonstances, lorsque le diagnostic est bien établi, quand le médecin hydrologue est sûr de l'absence de tubercules qui compliqueraient, par leur présence, l'état catarrhal chronique, il peut employer la médication sulfurée à ses plus hautes doses, pour rappeler cette excitation bienfaisante nécessaire pour la guérison. Astrié, dans sa thèse de Paris, 1852, sur la médication thermale sulfureuse appliquée au traitement des maladies chirurgicales, s'exprime ainsi à propos de l'indication des eaux sulfureuses dans les bronchites chroniques : « La réunion de la scrofule, de la dartre et du rhumatisme dans la production complexe de certains catarrhes, ne peut que fortifier l'indication des eaux sulfureuses. C'est dans cet ordre de faits et d'idées qu'il faut chercher l'utilité toute spéciale reconnue aux eaux sulfureuses, depuis le commencement de la médecine, dans les catarrhes de poitrine. Efficaces dans les trois diathèses morbides, qui produisent surtout et entretiennent l'état catarrhal, mieux que toutes les autres, ces eaux peuvent convenir aux diverses formes de catarrhes, et cela est si réel, que maladies catarrhales et eaux sulfureuses s'associent toujours dans la pratique thermale, sans qu'on s'inquiète trop de leur nature.»

L'eau à l'intérieur, les bains , quelquefois les douches pour habituer la peau à résister aux variations atmosphériques, l'inhalation surtout, en portant pour ainsi dire directement le remède sur le mal, sont employés à Enghien pour le traitement de la bronchite chronique. Il faut seulement interdire cette médication puissante aux sujets qui seraient dans une période d'acuité ou de recrudescence de leur maladie. Les catarrhes bronchiques qui cessent presque complétement pendant l'été, pour apparaître de nouveau avec le retour de l'hiver, trouvent dans les sources sulfureuses d'Enghien, si riches en minéralisation, le traitement le mieux approprié.

Je citerai quelques exemples recueillis pendant la saison thermale :

OBSERVATION I. — Monsieur R..., tailleur à Paris, âgé de quarante-cinq ans, d'un tempérament lymphatico-sanguin, se présente à ma consultation pour être dirigé dans sa cure thermale. Depuis quelques années seulement, le malade, qui n'a dans sa famille aucun antécédent diathésique, contracte facilement des coryzas et des rhumes.

J'examine avec soin la poitrine de Monsieur R... Des râles muqueux assez nombreux sont disséminés dans les deux côtés, sans tendance à localisation vers le sommet; la résonnance thoracique est bien conservée, même légèrement exagérée. L'expectoration est jaune, épaisse, assez abondante, surtout le matin; pas de stries sanguinolentes. Ces symptômes sont plus aigus pendant l'hiver, ou même durant l'été, lorsque, pendant les voyages, survient une petite exacerbation. En même temps, je constate un catarrhe de l'oreille gauche, les amygdales sont tuméfiées et l'arrière-gorge est parsemée de granulations inflammatoires. L'état général est bon.

Je prescris : 1° Pendant quatre jours, un verre d'eau sulfureuse additionnée de lait tiède. Ensuite, augmenter la dose d'un verre tous les deux jours, jusqu'à quatre verres par jour pour le reste de la saison ;

2° Tous les jours, un bain sulfureux mitigé, à 32° de température, de vingt minutes de durée les premiers jours, puis de trois quarts d'heure ;

3° Douches journalières, auriculaires et nasales ;

4° Tous les jours, une séance d'inhalation, d'un quart d'heure, puis, en augmentant graduellement, d'une heure de durée. Le dixième jour, après avoir eu un peu de diarrhée, le malade accuse un léger malaise fébrile ; la toux est plus fréquente, plus fatigante, un peu quinteuse. Je continue le traitement, et, peu à peu, les symptômes généraux disparaissent, les signes locaux deviennent moins sensibles ; l'expectoration est moins épaisse, plus aérée ; le catarrhe de l'oreille cesse presque complétement. A la fin du traitement, l'expectoration est insignifiante ; le matin seulement, quelques crachats blancs, mousseux, sont expulsés. Un léger essoufflement persiste.

La poitrine ne présente plus traces de râle muqueux ; on perçoit seulement un peu de rudesse générale de la respiration dans toute la hauteur des poumons, et quelques rhonchus disséminés.

OBSERVATION II. — Monsieur M..., professeur à Paris, âgé de cinquante-neuf ans, est devenu, depuis quelques années, très-sensible aux variations atmosphériques. Il ne présente aucun antécédent tuberculeux ou syphilitique. Un eczéma léger a été à peu près guéri par des traitements antérieurs. Une toux fatigante, quinteuse, tourmente monsieur M..., surtout le matin ; l'expectoration n'est jamais considérable, elle se borne à l'expulsion de quelques crachats épais et jaunâtres. Jamais d'hémoptysie. Beaucoup de dyspnée. Rien à noter du côté du cœur. Le malade est d'une impressionnabilité générale exceptionnelle, et la plus légère exacerbation de l'état inflammatoire de la muqueuse bronchique détermine immédiatement une réaction disproportionnée à l'étendue des signes locaux : la fièvre s'allume et l'oppression est extrême. A son arrivée à Enghien, le malade est dans un moment de rémission : l'auscultation laisse percevoir quelques râles muqueux disséminés dans toute l'étendue de la poitrine ; à la percussion, je trouve une sonorité à peu près normale ; l'état général est assez bon ; l'appétit se perd tous les jours.

En raison de l'état nerveux du sujet, j'use de doses légères, et je prescris au début :

1° Chaque jour, un demi-verre d'eau d'Enghien sucrée avec une cuillerée à bouche de sirop de Tolu. — Le malade ne put en tolérer plus d'un verre par jour jusqu'à la fin de la cure ;

2° Tous les deux jours, un bain sulfureux à 33° de température, et de vingt minutes d'abord, puis de trois quarts d'heure de durée ;

3° Tous les deux jours, une inhalation avec pulvérisation. Les premiers jours, le malade, qui éprouve immé-

diatement du bien-être dans cette atmosphère sulfureuse, demeure dans la salle pendant un quart d'heure
seulement ; plus tard le séjour y est prolongé pendant
quarante minutes ;

4° A la fin du traitement, monsieur M... prend, le
même jour, un bain sulfureux et une inhalation.

Vers le dixième jour, l'eczéma présenta une légère
recrudescence qui s'éteignit promptement. L'état général s'améliora, et l'un des premiers effets du traitement fut de stimuler l'appétit. En même temps les
signes locaux du catarrhe disparaissant, la dyspnée
fut moins grande et la toux presque nulle. Le malade,
obéissant à des exigences professionnelles, dut quit-
ter nos thermes sulfureux après trois semaines de
traitement. Monsieur M... a pu reprendre ses occupa-
tions ordinaires, qui sont très-pénibles. J'ai eu de ses
nouvelles tout récemment : la dyspnée est moins
grande, la toux à peine sensible, l'état général excellent. Monsieur M... supporte beaucoup mieux les changements brusques de température ; et il se propose de
compléter sa guérison cette année, par une nouvelle
cure à Enghien.

OBSERVATION III. — Madame D..., âgée de vingt-deux
ans, d'un tempérament lymphatique, est atteinte depuis
plus de dix ans d'une toux opiniâtre, avec dyspnée considérable qui l'empêche de marcher vite. Cette toux est
suivie, pendant les crises aiguës, d'une expectoration
épaisse, puriforme, et, dans les moments de rémission, de
crachats muqueux abondants. La menstruation est bien
régulière ; elle est toujours suivie d'une leucorrhée
légère. L'état général est assez bon d'ailleurs ; l'appétit
un peu capricieux : la constipation, la règle ordinaire.

A l'arrivée à Enghien, la malade est dans une période
de calme : les crachats sont assez abondants et muqueux ; pas trace d'hémoptysie. La percussion donne une
sonorité exagérée dans toute l'étendue de la poitrine,
excepté à la base, et l'auscultation fait percevoir une
grande quantité de râles sonores, sibilants et muqueux.
Je ne constate aucune lésion du côté du cœur.

Je prescris : 1° Prendre deux verres par jour d'eau
d'Enghien ; puis, augmenter graduellement la dose jusqu'à six verres par jour, à intervalles éloignés ;

2° Tous les matins, un bain à 34° de température, de quarante minutes de durée, précédé de douches sur la partie postérieure de la poitrine ;

3° Tous les soirs, une inhalation et pulvérisation de trois quarts d'heure de durée.

La malade fit ainsi deux *saisons* séparées par une époque menstruelle.

Malgré ce traitement sulfureux énergique, l'état général n'éprouva aucun de ces effets fébriles d'excitation qui obligent quelquefois à interrompre la médication pendant quelques jours. La constipation cessa peu à peu, et l'appétit devint plus régulier et plus vif. En même temps l'état local s'est amélioré ; l'expectoration, d'abord plus aérée et moins abondante, devint presque nulle. Quand la malade quitta Enghien, les signes physiques du catarrhe avec emphysème n'existaient plus.

J'ai revu madame D...: l'usage à domicile de l'eau d'Enghien, en boisson et en pulvérisation, a maintenu à peu près intacts les bienfaits procurés par la cure thermale. L'emphysème seul subsiste à un degré moindre : et j'espère que la *saison* prochaine amènera une guérison définitive.

Cette observation est surtout remarquable par les excellents effets de l'inhalation. Là, en effet, le remède, étant en rapport direct avec le mal, a agi non-seulement sur la muqueuse bronchique, de manière à faire disparaître l'état inflammatoire chronique, mais encore a augmenté la force, la sensibilité et la contractilité organiques des vésicules pulmonaires dilatées et perforées.

B. — BRONCHITE CHRONIQUE TUBERCULEUSE. PHTHISIE PULMONAIRE.

Pour bien apprécier le degré de la puissance médicatrice des eaux d'Enghien dans le traitement de la tuberculose, nous ferons remarquer que trois élé-

ments distincts dominent la phthisie pulmonaire :
1° Le *tubercule* qui, sous l'influence de la médication,
se termine en une matière crétacée, ou s'élimine par
ramollissement ; 2° un état catarrhal des bronches,
caractérisé par l'expectoration de crachats muco-
purulents ; 3° et surtout, un état congestif plus ou
moins aigu du tissu pulmonaire, qui est le principal
danger et qui, dans certains cas, constitue à lui seul
presque tous les signes physiques de l'affection. Cela
est si vrai, que, lorsque cette congestion disparaît,
elle peut laisser des doutes sur l'existence des tubercules.

Ceci posé, faut-il chercher les indications de cette
maladie si complexe, la phthisie pulmonaire, dans la
période anatomique, comme le font un certain nombre de médecins ? De Puisaye proscrivait l'eau d'Enghien dans la première période ; la vantait dans la
seconde (ramollissement), et l'excluait du traitement
de la troisième période.

Devons-nous, avec M. Pidoux, trouver les conditions de la curabilité, non dans le degré plus ou
moins avancé de la maladie, mais dans la présence
ou l'absence, chez le malade, de quelques traces
d'herpétisme ou d'arthritisme qui, par leur antagonisme, arrêtent la marche fatale de la phthisie ?

Les nombreuses observations de phthisiques que
nous avons soignés à Enghien, à toutes les périodes
de la maladie, ne nous ont pas fait constater les bienfaits merveilleux de l'antagonisme si vanté par le
savant inspecteur des Eaux-Bonnes.

Il ressort de l'étude attentive de nos malades, que
les eaux d'Enghien conviennent à tous les phthisiques, à toutes les périodes, pourvu que la maladie
ne soit pas dans un moment d'activité. Sans doute
l'état général du sujet, sa constitution, le degré de

la lésion pulmonaire doivent guider le praticien dans
la prescription des détails du traitement ; mais, dans
tous les cas, en variant la médication, on peut enrayer
la maladie ou du moins améliorer l'état du malade.

En un mot, pour nous, l'indication générale qui
domine toutes les autres, pour l'application des eaux
d'Enghien, c'est la considération du caractère actuel
de la maladie et de sa marche, bien plus que celle de
la période anatomique et de la constitution scrofu-
leuse ou nerveuse du sujet.

C'est à tort, à mon sens, que de Puisaye défendait
l'usage de notre eau sulfureuse dans le premier
degré de la phthisie. Son motif était que cette période de développement et de crud té des tubercules,
s'accompagne souvent de phénomènes congestifs du
côté des organes thoraciques, que le traitement thermal ne peut qu'accroître en favorisant l'hémoptysie.
Mais la première période n'est pas toujours nécessairement une période active ; dans la phthisie à
marche lente, la seule qui soit du domaine de la
médication thermale, la tuberculisation a des moments d'arrêt, même à la première période. A ce
moment, le traitement sulfureux d'Enghien est très-
utile ; il favorise la résolution de l'inflammation
chronique péri-tuberculeuse, et relève l'état général
du malade en détruisant cette anémie particulière
qui n'est, en aucune façon, justiciable de la médication ferrugineuse.

L'hémoptysie est très-rare à Enghien : effet opposé
à celui des Eaux-Bonnes, qui auraient, d'après Dar-
ralde, « le triste privilége de favoriser le retour de
l'hémoptysie, ou de la provoquer de toutes pièces. »
A ce propos, de Puisaye (1) disait : « Si ce symptôme

(1) De Puisaye, *Ann. de la Soc. d'hydrol.*, t. IV, p. 133.

est plus fréquent aux Eaux-Bonnes qu'ailleurs, cela pourrait bien dépendre de certaines conditions d'altitude sur lesquelles a été appelée notre attention ; il ne me parait pas indifférent de transporter tout à coup des phthisiques à 740 mètres d'élévation au-dessus du niveau de la mer, de leur donner à respirer un air aussi raréfié, sans qu'il s'opère de notables modifications dans les actes de la respiration et de la circulation. »

Cazenave, dans un Mémoire publié en 1860, sur l'action des Eaux-Bonnes dans la phthisie pulmonaire, n'hésite pas cependant à affirmer, après avoir publié une longue liste de malades traités avec disparition complète des signes physiques pendant le traitement thermal, que les Eaux-Bonnes guérissent dans la première période, tandis que dans la seconde elles ne sont pas utiles, quand elles ne nuisent pas. Il est vrai de dire que l'auteur, dans son enthousiasme, accorde aux Eaux-Bonnes une propriété révélatrice spéciale :« L'agent hydro-sulfureux, guidé par ses ten lances électives, se porte immédiatement sur le point du parenchyme pulmonaire où siégent les tubercules, détruit la coque congestive qui les enveloppe et que leur présence y entretient, et, démasquant ainsi le produit hétéromorphe, permet au signe pathognomotique, le craquement sec, de parvenir à l'oreille dans toute sa netteté. »

A Enghien, nous ne croyons pas à une pareille spécificité pour la cure de la tuberculisation pulmonaire. Nous constatons simplement que la clinique établit, d'une manière irréfutable, l'action bienfaisante de nos thermes sulfureux chez tous les phthisiques, surtout chez ceux d'un tempérament lymphatique, en faisant disparaître la bronchite et les lésions pulmonaires voisines du tubercule, en rendant ce

produit innocent pour l'organe respiratoire, en favorisant, hâtant peut-être sa transformation ; enfin, en
modifiant avantageusement la constitution du malade, et pouvant ainsi prévenir une nouvelle éruption de tubercules, surtout quand le sujet n'est pas
entaché d'hérédité.

De Puisaye, qui redoute l'action des eaux d'Enghien au premier degré de la phthisie, trouve son
indication très-positive dans la période du ramollissement. « Dans cette période, en effet, dit-il, les
symptômes généraux et locaux se sont accrus, le tubercule s'est ramolli, et l'on n'a d'espoir dans une
amélioration véritable ou dans un temps d'arrêt in-
déterminé, qu'autant que la matière tuberculeuse
est éliminée. A cette période, on peut oser davantage, et l'excitation déterminée sur les voies pulmonaires entraîne une modification dans les produits de
la sécrétion.»

Quant à l'application des eaux d'Enghien à la dernière période, si elle peut être tentée, c'est surtout
l'état général qui doit guider le médecin, car seul il
donne la mesure exacte des ressources de l'organisme. Lorsque, chez le phthisique, existent une
fièvre continue, des sueurs, une diarrhée abondante,
la période colliquative est arrivée, et dans ces cas,
l'eau d'Enghien ne peut qu'accélérer la terminaison
fatale. Ce fait est en rapport avec toutes les observations publiées par les médecins qui pratiquent dans
les stations sulfureuses. J'en excepte pourtant un
travail de Racle (1) sur les eaux de Saint-Honoré.
L'auteur y déclare en effet que ces eaux agissent
d'autant mieux que la maladie est plus avancée. Je
ne surprendrai personne en ajoutant que l'auteur et

(1) Racle, *Ann. de la Soc. d'hydrol.*, t. II.

ses conclusions ont été vivement combattus par Bourdon, Durand-Fardel et de Puisaye.

D'une manière générale, l'eau d'Enghien doit être interdite formellement toutes les fois qu'il y a émaciation considérable, faiblesse excessive, insomnie, fièvre hectique continue, et que les sueurs, les crachats, les selles, ont pris le caractère colliquatif, signe infaillible d'une destruction prochaine.

La complication d'une maladie du cœur ou des gros vaisseaux est sinon un motif d'exclusion, du moins une raison de plus pour le médecin d'user de prudence et de prendre des précautions dans la dose prescrite.

La fièvre à type rémittent, non la fièvre hectique, quand elle se déclare pendant la cure, indique que le sujet a dépassé la dose nécessaire, et alors il faut suspendre le traitement. Quand, au contraire, le malade arrive aux eaux avec cette fièvre, on peut en user avec modération, en étudiant sa sensibilité particulière. Il n'est pas de cas qui réclame de la part du médecin une observation plus attentive et plus soutenue.

Du reste, si dans les affections chroniques de la poitrine autres que la phthisie, on peut sans inconvénient conseiller les eaux sulfureuses á haute dose, il faut ici au contraire user d'une très-grande modération.

Le traitement interne se compose d'un ou deux verres d'eau au plus par jour, en faisant prendre quelques cuillerées à bouche à la fois seulement et espaçant les prises. Au bout de quelques jours les fonctions digestives se réveillent, même chez les malades dont la tuberculisation est le plus avancée; et ce fait heureux inspire immédiatement au patient une confiance salutaire. Quelquefois pourtant, certains sujets éprouvent un peu d'anorexie, un sentiment de pesanteur à l'épigastre; mais cet effet est passager, et la tolérance s'établit bientôt.

Après trois semaines ou un mois de traitement au plus, on peut constater les heureuses modifications de la toux et de l'expectoration : « Si la toux est sèche, dit de Puisaye, elle devient humide, l'expectoration plus facile, puis moins épaisse, moins abondante, jusqu'à ce qu'elle se borne à des mucosités sans caractères. »

Si l'état général du sujet est convenable, si le médecin ne redoute pas une trop vive excitation, on pourra avoir recours aux bains ou aux demi-bains de courte durée (vingt ou vingt-cinq minutes), à 34° de température.

Les douches en arrosoir, sur la partie postérieure du dos, sont aussi très-utilement employées quand le malade présente un état catarrhal très-prononcé.

Chez les femmes qui, dans la seconde période, ont vu avec frayeur la menstruation se supprimer, ou se trouvera bien des douches en arrosoir, sur les membres inférieurs, de moyenne force et à 35° ou 40° de température.

Enfin, l'inhalation réclame, pour ainsi dire, la première place dans le traitement de la phthisie pulmonaire, et cela à toutes les périodes, réserves faites au sujet de l'acuité des symptômes. L'inhalation procure immédiatement du soulagement aux malades. Quelques-uns, surtout à constitution lymphatique, chez lesquels la maladie est torpide, tirent aussi grand profit de la pulvérisation, qui résout peu à peu l'engorgement pulmonaire péri-tuberculeux et favorise ainsi la guérison. Chez d'autres sujets plus irritables, où la maladie a des tendances éréthiques, le médecin est forcé d'user avec prudence de cette fine fragmentation de l'eau sulfureuse; mais toujours la période

sédative produite par l'absorption de l'acide sulfhydrique peut être utilisée. Chez les phthisiques, je
n'ai jamais vu la toux augmentée, comme l'a signalé
de Puisaye, au point d'être forcé de cesser la médication ; et, chez quelques sujets légèrement hémop-
toïques, je me suis très-bien trouvé de l'inhalation,
associée toujours, au moins, à l'eau en boisson.

J'aurais pu, animé d'un enthousiasme irréfléchi,
étaler une longue série de portraits de M. X... et.
de M. Z..., guéris ou améliorés par les eaux d'Enghien. Je ferais ainsi une exposition fantastique,
une compilation indigeste, plutôt qu'une œuvre sé-
rieuse et utile. Pour appuyer mon opinion sur l'heureux effet des eaux d'Enghien dans le traitement
de la phthisie pulmonaire, je préfère publier quelques observations qui résument toutes les indications de la médication thermale.

OBSERVATIONS

Observation I. — Madame G..., âgée de vingt-trois ans, d'un tempérament lymphatico-sanguin, offre toutes les apparences extérieures de la santé la plus florissante ; mais sa mère et son frère sont morts phthisiques. Depuis quatre ou cinq ans, elle-même est tourmentée par une toux assez fréquente, s'enrhume très-facilement l'hiver et expectore des crachats muqueux accompagnés de quelques stries sanglantes. Il y a deux ans, sans efforts violents, dans un léger accès de toux, est survenue une hémoptysie abondante, qui a été calmée assez facilement et ne s'est pas renouvelée. La disposition au rhume a persisté, la toux est devenue plus opiniâtre et s'accompagne d'une expectoration épaisse et quelquefois sanguinolente. La menstruation, jusque-là très-régulière et très-facile, devient douloureuse et un peu irrégulière. Les fonctions digestives sont intactes, l'appétit se maintient excellent.

A son arrivée à Enghien, la malade accuse des douleurs thoraciques, surtout à droite, de l'essoufflement et une toux fatigante. A la percussion, je trouve une sonorité normale à gauche ; mais à droite, au sommet, une matité assez considérable en avant et en arrière ; à l'auscultation, je perçois des craquements nombreux, de l'expiration prolongée, de la résonnance de la voix. La gorge et le larynx ne sont pas douloureux et n'offrent aucune altération. Pas de fièvre le soir.

Je prescris : 1° Chaque jour, un quart de verre d'eau sucrée avec le sirop de capillaire ;

2° Inhalation et pulvérisation chaque jour de trois quarts d'heure de durée ;

3° Un bain sulfureux tous les deux jours, de vingt-cinq minutes de durée, à 32° de température.

L'inhalation calme la toux dès les premiers jours, et la malade respire plus largement.

Au bout de quatre jours, j'augmente de moitié la dose d'eau en boisson; mais le septième jour, la malade expectore des crachats sanguinolents, les battements de cœur sont violents, le pouls est dur et plein; je redoute une hémoptysie et je cesse le traitement pendant. trois jours. Je le reprends alors avec les mêmes prescriptions, en y ajoutant chaque jour un bain de pieds à eau courante, de dix minutes de durée, à 45° de température.

Dès ce moment la malade éprouve une amélioration sensible; les crachats, après avoir été assez abondants et muqueux, deviennent très-aérés et presque nuls. Au vingt-troisième jour, les règles apparaissent, un peu avancées, très-abondantes, non douloureuses. La malade nous quitte, après l'examen plessimétrique et sthéthoscopique de la poitrine, qui nous fait bien constater encore de la matité, un peu de rudesse dans le murmure respiratoire; mais les craquements ont disparu, les douleurs thoraciques n'existent plus, et la dyspnée, qui avait, dès le début, attiré mon attention est à peine sensible.

OBSERVATION II. — Monsieur l'abbé L..., âgé de trente-six ans, professeur, n'a pas d'antécédents tuberculeux, mais il a produit un travail considérable, a beaucoup parlé et, depuis plusieurs années, tousse souvent, s'enrhume avec une facilité inouïe et est sujet à des enrouements rebelles. Une saison aux eaux de Saint-Honoré a déjà procuré du soulagement au malade.

A son arrivée à Enghien, monsieur L... déclare qu'il a beaucoup maigri; son appétit est diminué, la toux est fréquente et s'accompagne, surtout le matin, de crachats purulents peu abondants, mais quelquefois striés de sang; quelques sueurs nocturnes. Douleurs thoraciques très-vives au-dessous du sein droit. L'examen me fait constater une matité générale dans tout le côté droit, plus marquée vers le sommet, surtout en arrière; à l'auscultation, je perçois une respiration plus faible dans tout ce côté, quelques rhonchus disséminés; mais dans la fosse sus-épineuse, de gros râles muqueux, du gargouillement et de la pectoriloquie. L'examen de la gorge me fait voir une laryngite chronique, avec épaississement considérable de la muqueuse et coloration ardoisée très-intense.

Je prescris : 1° Eau en boisson, un verre par jour ;

· 2° Un bain tous les deux jours, de trente-cinq minutes de durée, à 32° de température, avec douches en arrosoir sur la région dorsale ;

3° Inhalation et pulvérisation, chaque jour une séance de vingt minutes. Dès les premiers jours, les fonctions digestives sont stimulées, un peu de diarrhée survient, mais cesse promptement.

La toux est très-fatigante d'abord dans la salle d'inhalation ; mais au bout de cinq ou six jours, la tolérance s'établit et le malade se trouve bien d'une séance d'une heure entière, tant à l'inhalation qu'à la pulvérisation. Vers la fin de la cure, l'enrouement, qui avait d'abord augmenté, a disparu à peu près complétement ; la muqueuse du larynx n'est plus aussi épaisse, les granulations de la gorge sont diminuées de volume et moins vasculaires.

Les crachats purulents ont fait place à des crachats muqueux, très-rares, et l'on ne perçoit plus, le traitement achevé, c'est-à-dire après trente-trois jours séparés par une semaine de repos, ni gargouillement ni pectoriloquie. La toux est presque nulle, les forces sont revenues et l'état général est excellent.

OBSERVATION III. — Madame D..., âgée de soixante-cinq ans, a des antécédents tuberculeux, elle n'a jamais eu d'enfants, a toujours été bien réglée ; la menstruation se supprima à quarante-cinq ans.

Cette malade fut, de tout temps, très-sensible aux moindres variations atmosphériques ; les coryzas et les rhumes se sont souvent renouvelés chez elle. Elle a fréquemment craché du sang. et depuis deux ou trois ans, elle est constamment enrhumée. Elle tousse beaucoup, surtout le matin, et expectore des crachats purulents abondants, quelquefois striés de sang. La gorge est très-douloureuse, l'enrouement très-marqué et la déglutition difficile. Du reste, l'appétit est nul, l'amaigrissement extrême ; la fièvre survient chaque soir et est suivie d'abondantes sueurs nocturnes. A son arrivée à Enghien, je constate à la percussion et à l'auscultation les signes de deux vastes cavernes au sommet des deux poumons; dans tout le reste de l'appareil pulmonaire, la respiration est très-faible, à peine perceptible; la matité est absolue dans toute l'étendue des deux poumons. Au laryngoscope, je constate une ulcération des cordes vocales. L'état général est très-mauvais; c'est à peine si, la malade appuyée sur le bras de sa bonne, peut se transporter de sa chambre, toute voisine, à l'établissement thermal.

En face d'un cas aussi grave, mon hésitation était grande; pourtant, animé de la confiance que m'avait donnée quelques cures inespérées, je commençai le traitement avec beaucoup de précaution.

Je prescrivis :

1° Deux cuillerées à bouche par jour de l'eau coupée avec une cuillerée de sirop de Tolu;

2° Inhalation de douze minutes de durée.

Dès les premiers jours, la malade se trouve bien dans l'atmosphère sulfureuse, elle y respire plus à l'aise, et pourtant la toux y est augmentée, assez fatigante.

Au neuvième jour, je fais prendre un demi-verre d'eau, mais survient un peu de diarrhée, qui me fait cesser seulement l'eau en boisson. Je recommence le traitement entier au quatorzième jour, et dès lors la tolérance est établie.

L'appétit renaît; la malade sent ranimer son espoir par ce changement heureux survenu dans ses fonctions digestives; la fièvre diminue, les sueurs sont moins abondantes, et les forces reviennent. Alors nous commençons l'usage de la pulvérisation et prolongeons les séances pendant une demi-heure. Au vingtième jour se déclare encore de la diarrhée, et nous cessons le traitement pendant huit jours. Nous recommençons ensuite une seconde saison, en ajoutant des douches en arrosoir sur les membres inférieurs, et, cette fois, l'amélioration s'accentue. Les sueurs ont presque disparu; l'appétit est excellent, et la malade mange en moyenne 300 grammes de viande par jour; les forces ont pris un réel développement, et l'on peut voir madame D... venir seule à l'établissement suivre son traitement et faire quelques promenades à pied. La gorge est moins douloureuse; les crachats sont devenus muqueux, plus rares; les poumons sont devenus plus perméables. J'ai revu la malade : l'amélioration de la poitrine, obtenue pendant la cure, s'est maintenue malgré la mauvaise saison de l'hiver. La gorge seule est restée douloureuse, et la déglutition difficile. Madame D... se propose de revenir à la saison prochaine pour consolider les heureuses modifications de sa santé.

Cette observation me paraît très-remarquable, parce qu'elle établit bien, ce que j'ai avancé, que la fièvre n'est pas une contre-indication du traitement thermal, pas plus que les cavernes considérables. On peut encore obtenir grand profit de l'eau d'Enghien dans ces cas extrêmes, et enrayer la cruelle maladie en tirant parti, avec ménagement et prudence, des ressources balnéaires si variées à Enghien.

Observation IV. — Mademoiselle P..., de la Touraine, âgée de cinq ans, d'un tempérament lymphatique, est née d'une mère morte tuberculeuse et d'un père herpétique. Cette enfant s'enrhume facilement, elle a de la dyspnée et présente un enrouement assez marqué. Son médecin l'envoie aux eaux d'Enghien.

La percussion me fait constater de la submatité au sommet gauche; la respiration y est accompagnée de quelques craquements, et le murmure respiratoire y est plus faible; du reste, l'état général est bon et l'appétit excellent.

Je prescris :

1º L'eau en boisson, à la dose d'un demi-verre par jour, et successivement jusqu'à un verre et demi ;

2º Inhalation et pulvérisation d'abord de quinze minutes, puis de trois quarts d'heure de durée;

3º Tous les deux jours, un bain mitigé, additionné de gélatine, de vingt minutes de durée à 33º de température;

4º Vers les derniers jours du traitement, bains de pieds à eau courante. L'enfant se trouva très-bien du traitement et la tolérance fut parfaite. Au départ, l'enrouement avait diminué; la respiration était égale des deux côtés, et il eût été impossible de dire à quel endroit

4.

j'avais constaté, dès le début, un peu de congestion pulmonaire tuberculeuse.

Cette observation est du plus grand intérêt, parcequ'il s'agit ici d'un jeune sujet : je crois que, sans fixer d'âge où l'on peut commencer l'usage des eaux d'Enghien, on peut affirmer qu'il est utile de les appliquer à de très-jeunes malades, avec l'observance très-rigoureuse des règles de prudence que leur constitution et leur état morbide réclament. Les eaux d'Enghien exercent ici une action sur l'ensemble des fonctions générales qu'elles relèvent : c'est à la fois l'innervation qui se réveille sous leur influence stimulante, et l'appareil sanguin qui reçoit une nouvelle impulsion. Sur le terrain de l'enfance, qui est intermédiaire au lymphatisme et aux scrofules, ces eaux modifient très-favorablement l'économie tout entière.

INDEX BIBLIOGRAPHIQUE

BERTRAND. — Recherches sur les eaux du Mont-Dore. 1823.

BOURDON. — Recherches sur quelques signes propres à caractériser le début de la phthisie pulmonaire. Soc. médic. des hôpitaux, 2e fasc., 1852.

BRIAU. — Annales Soc. hydrol. médic., t. V.

CHATEAU. — De la pulvérisation. Ann. Soc. hydrol, t. XVIII.

DESNOS. — Annales Soc. hydrol., t. IX.

DURAND-FARDEL. — Traité des maladies chroniques. — Annales Soc. hydrol. médicale.

GINTRAC. — Dict. méd. et chirurg., t. V.

GRAVES. — Clin. médic., traduct. Jaccoud.

GREENHOW. — On chronic bronchitis.

HAYEM. — Thèse d'agrégation. Pathol. générale des bronchites.

HÉRARD. — Annales Soc. d'hydrol., t. X.

HIRSCH. — Historische geographische Pathologie, t. II.

LOMBARD. — Archiv. de physiologie, janvier-février 1869.

LOUIS. — Recherches sur la phthisie.

MERRIL. — Americ. Journal, 1866.

PIDOUX. — Traitement de la phthisie pulmonaire. Annales Soc. hydrol., t. X.

DE PUISAYE. — Des eaux d'Enghien. — Annales Soc. d'hydrologie.

RACLE. — Ann. Soc. d'hydrologie, t. II.

SCHNEIDER. — De catarrhis, 1660.

TRAUBE. — Die Symptome der Krankheiten des Respirations und Circulations-Apparats. Berlin, 1867.

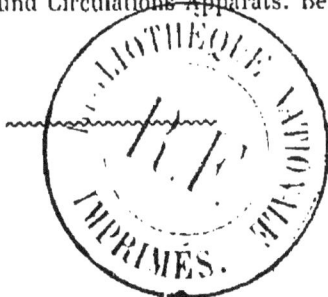

PARIS. — IMPRIMERIE MOTTEROZ, 31, RUE DU DRAGON

186